Blood Pressure
LOG

`G000130582`

Personal Information

Name: ....

DOB: ....

Phone: ....

Address: ....

Doctor's Information

Name: ....

Phone: ....

Medication: ....

Address: ....

Emergency Contact

Name: ....

Relationship: ....

Phone: ....

Address: ....

Merwas

Month:_____

Week:_____

Weight:_____

DAY	TIME	BLOOD PRESSURE		HEART RATE (Pulse)	NOTES
		Systolic (Upper#)	Diastolic (Lower#)		
Monday / / / /	AM				
	AM				
	PM				
	PM				
Tuesday / / / /	AM				
	AM				
	PM				
	PM				
Wednesday / / / /	AM				
	AM				
	PM				
	PM				
Thursday / / / /	AM				
	AM				
	PM				
	PM				
Friday / / / /	AM				
	AM				
	PM				
	PM				
Saturday / / / /	AM				
	AM				
	PM				
	PM				
Sunday / / / /	AM				
	AM				
	PM				
	PM				

Month:_____   Weight:_____

Week:_____

DAY	TIME	BLOOD PRESSURE		HEART RATE (Pulse)	NOTES
		Systolic (Upper#)	Diastolic (Lower#)		
Monday __/__/__	AM				
	AM				
	PM				
	PM				
Tuesday __/__/__	AM				
	AM				
	PM				
	PM				
Wednesday __/__/__	AM				
	AM				
	PM				
	PM				
Thursday __/__/__	AM				
	AM				
	PM				
	PM				
Friday __/__/__	AM				
	AM				
	PM				
	PM				
Saturday __/__/__	AM				
	AM				
	PM				
	PM				
Sunday __/__/__	AM				
	AM				
	PM				
	PM				

Month:_____

Week:_____

Weight:_____

DAY	TIME	BLOOD PRESSURE		HEART RATE (Pulse)	NOTES
		Systolic (Upper#)	Diastolic (Lower#)		
Monday __/__/__	AM				
	AM				
	PM				
	PM				
Tuesday __/__/__	AM				
	AM				
	PM				
	PM				
Wednesday __/__/__	AM				
	AM				
	PM				
	PM				
Thursday __/__/__	AM				
	AM				
	PM				
	PM				
Friday __/__/__	AM				
	AM				
	PM				
	PM				
Saturday __/__/__	AM				
	AM				
	PM				
	PM				
Sunday __/__/__	AM				
	AM				
	PM				
	PM				

Month:_____   Weight:_____

Week:_____

DAY		TIME	BLOOD PRESSURE		HEART RATE (Pulse)	NOTES
			Systolic (Upper#)	Diastolic (Lower#)		
Monday	/ / /	AM				
		AM				
		PM				
		PM				
Tuesday	/ / /	AM				
		AM				
		PM				
		PM				
Wednesday	/ / /	AM				
		AM				
		PM				
		PM				
Thursday	/ / /	AM				
		AM				
		PM				
		PM				
Friday	/ / /	AM				
		AM				
		PM				
		PM				
Saturday	/ / /	AM				
		AM				
		PM				
		PM				
Sunday	/ / /	AM				
		AM				
		PM				
		PM				

Month:_____

Week:_____   Weight:_____

DAY	TIME	BLOOD PRESSURE		HEART RATE (Pulse)	NOTES
		Systolic (Upper#)	Diastolic (Lower#)		
Monday / /	AM				
	AM				
	PM				
	PM				
Tuesday / /	AM				
	AM				
	PM				
	PM				
Wednesday / /	AM				
	AM				
	PM				
	PM				
Thursday / /	AM				
	AM				
	PM				
	PM				
Friday / /	AM				
	AM				
	PM				
	PM				
Saturday / /	AM				
	AM				
	PM				
	PM				
Sunday / /	AM				
	AM				
	PM				
	PM				

Month:_____   Weight:_____

Week:_____

DAY		TIME	BLOOD PRESSURE		HEART RATE (Pulse)	NOTES
			Systolic (Upper#)	Diastolic (Lower#)		
Monday	_/_/_	AM				
		AM				
		PM				
		PM				
Tuesday	_/_/_	AM				
		AM				
		PM				
		PM				
Wednesday	_/_/_	AM				
		AM				
		PM				
		PM				
Thursday	_/_/_	AM				
		AM				
		PM				
		PM				
Friday	_/_/_	AM				
		AM				
		PM				
		PM				
Saturday	_/_/_	AM				
		AM				
		PM				
		PM				
Sunday	_/_/_	AM				
		AM				
		PM				
		PM				

Month:_____   Weight:_____

Week:_____

DAY		TIME	BLOOD PRESSURE		HEART RATE (Pulse)	NOTES
			Systolic (Upper#)	Diastolic (Lower#)		
Monday	/ / / /	AM				
		AM				
		PM				
		PM				
Tuesday	/ / / /	AM				
		AM				
		PM				
		PM				
Wednesday	/ / / /	AM				
		AM				
		PM				
		PM				
Thursday	/ / / /	AM				
		AM				
		PM				
		PM				
Friday	/ / / /	AM				
		AM				
		PM				
		PM				
Saturday	/ / / /	AM				
		AM				
		PM				
		PM				
Sunday	/ / / /	AM				
		AM				
		PM				
		PM				

Month:_____   Weight:_____

Week:_____

DAY	TIME	BLOOD PRESSURE		HEART RATE (Pulse)	NOTES
		Systolic (Upper#)	Diastolic (Lower#)		
Monday __/__/__	AM				
	AM				
	PM				
	PM				
Tuesday __/__/__	AM				
	AM				
	PM				
	PM				
Wednesday __/__/__	AM				
	AM				
	PM				
	PM				
Thursday __/__/__	AM				
	AM				
	PM				
	PM				
Friday __/__/__	AM				
	AM				
	PM				
	PM				
Saturday __/__/__	AM				
	AM				
	PM				
	PM				
Sunday __/__/__	AM				
	AM				
	PM				
	PM				

Month:_____

Week:_____

Weight:_____

DAY	TIME	BLOOD PRESSURE		HEART RATE (Pulse)	NOTES
		Systolic (Upper#)	Diastolic (Lower#)		
Monday / / / /	AM				
	AM				
	PM				
	PM				
Tuesday / / / /	AM				
	AM				
	PM				
	PM				
Wednesday / / / /	AM				
	AM				
	PM				
	PM				
Thursday / / / /	AM				
	AM				
	PM				
	PM				
Friday / / / /	AM				
	AM				
	PM				
	PM				
Saturday / / / /	AM				
	AM				
	PM				
	PM				
Sunday / / / /	AM				
	AM				
	PM				
	PM				

Month:_____   Weight:_____

Week:_____

DAY	TIME	BLOOD PRESSURE		HEART RATE (Pulse)	NOTES
		Systolic (Upper#)	Diastolic (Lower#)		
Monday __/__/__	AM				
	AM				
	PM				
	PM				
Tuesday __/__/__	AM				
	AM				
	PM				
	PM				
Wednesday __/__/__	AM				
	AM				
	PM				
	PM				
Thursday __/__/__	AM				
	AM				
	PM				
	PM				
Friday __/__/__	AM				
	AM				
	PM				
	PM				
Saturday __/__/__	AM				
	AM				
	PM				
	PM				
Sunday __/__/__	AM				
	AM				
	PM				
	PM				

Month:_____

Week:_____

Weight:_____

DAY	TIME	BLOOD PRESSURE		HEART RATE (Pulse)	NOTES
		Systolic (Upper#)	Diastolic (Lower#)		
Monday	AM				
	AM				
	PM				
	PM				
Tuesday	AM				
	AM				
	PM				
	PM				
Wednesday	AM				
	AM				
	PM				
	PM				
Thursday	AM				
	AM				
	PM				
	PM				
Friday	AM				
	AM				
	PM				
	PM				
Saturday	AM				
	AM				
	PM				
	PM				
Sunday	AM				
	AM				
	PM				
	PM				

Month:_____   Weight:_____

Week:_____

DAY	TIME	BLOOD PRESSURE		HEART RATE (Pulse)	NOTES
		Systolic (Upper#)	Diastolic (Lower#)		
Monday __/__/__	AM				
	AM				
	PM				
	PM				
Tuesday __/__/__	AM				
	AM				
	PM				
	PM				
Wednesday __/__/__	AM				
	AM				
	PM				
	PM				
Thursday __/__/__	AM				
	AM				
	PM				
	PM				
Friday __/__/__	AM				
	AM				
	PM				
	PM				
Saturday __/__/__	AM				
	AM				
	PM				
	PM				
Sunday __/__/__	AM				
	AM				
	PM				
	PM				

Month:_____

Week:_____

Weight:_____

DAY	TIME	BLOOD PRESSURE		HEART RATE (Pulse)	NOTES
		Systolic (Upper#)	Diastolic (Lower#)		
Monday / / / /	AM				
	AM				
	PM				
	PM				
Tuesday / / / /	AM				
	AM				
	PM				
	PM				
Wednesday / / / /	AM				
	AM				
	PM				
	PM				
Thursday / / / /	AM				
	AM				
	PM				
	PM				
Friday / / / /	AM				
	AM				
	PM				
	PM				
Saturday / / / /	AM				
	AM				
	PM				
	PM				
Sunday / / / /	AM				
	AM				
	PM				
	PM				

Month:_____   Weight:_____

Week:_____

DAY	TIME	BLOOD PRESSURE		HEART RATE (Pulse)	NOTES
		Systolic (Upper#)	Diastolic (Lower#)		
Monday	AM				
	AM				
	PM				
	PM				
Tuesday	AM				
	AM				
	PM				
	PM				
Wednesday	AM				
	AM				
	PM				
	PM				
Thursday	AM				
	AM				
	PM				
	PM				
Friday	AM				
	AM				
	PM				
	PM				
Saturday	AM				
	AM				
	PM				
	PM				
Sunday	AM				
	AM				
	PM				
	PM				

Month:_____   Weight:_____

Week:_____

DAY	TIME	BLOOD PRESSURE		HEART RATE (Pulse)	NOTES
		Systolic (Upper#)	Diastolic (Lower#)		
Monday / / / / /	AM				
	AM				
	PM				
	PM				
Tuesday / / / / /	AM				
	AM				
	PM				
	PM				
Wednesday / / / / /	AM				
	AM				
	PM				
	PM				
Thursday / / / / /	AM				
	AM				
	PM				
	PM				
Friday / / / / /	AM				
	AM				
	PM				
	PM				
Saturday / / / / /	AM				
	AM				
	PM				
	PM				
Sunday / / / / /	AM				
	AM				
	PM				
	PM				

Month:_____   Weight:_____

Week:_____

DAY	TIME	BLOOD PRESSURE		HEART RATE (Pulse)	NOTES
		Systolic (Upper#)	Diastolic (Lower#)		
Monday / / / /	AM				
	AM				
	PM				
	PM				
Tuesday / / / /	AM				
	AM				
	PM				
	PM				
Wednesday / / / /	AM				
	AM				
	PM				
	PM				
Thursday / / / /	AM				
	AM				
	PM				
	PM				
Friday / / / /	AM				
	AM				
	PM				
	PM				
Saturday / / / /	AM				
	AM				
	PM				
	PM				
Sunday / / / /	AM				
	AM				
	PM				
	PM				

Month:_____

Week:_____

Weight:_____

DAY		TIME	BLOOD PRESSURE		HEART RATE (Pulse)	NOTES
			Systolic (Upper#)	Diastolic (Lower#)		
Monday	_/_ /_	AM				
		AM				
		PM				
		PM				
Tuesday	_/_ /_	AM				
		AM				
		PM				
		PM				
Wednesday	_/_ /_	AM				
		AM				
		PM				
		PM				
Thursday	_/_ /_	AM				
		AM				
		PM				
		PM				
Friday	_/_ /_	AM				
		AM				
		PM				
		PM				
Saturday	_/_ /_	AM				
		AM				
		PM				
		PM				
Sunday	_/_ /_	AM				
		AM				
		PM				
		PM				

Month:_____   Weight:_____

Week:_____

DAY	TIME	BLOOD PRESSURE		HEART RATE (Pulse)	NOTES
		Systolic (Upper#)	Diastolic (Lower#)		
Monday	AM				
	AM				
	PM				
	PM				
Tuesday	AM				
	AM				
	PM				
	PM				
Wednesday	AM				
	AM				
	PM				
	PM				
Thursday	AM				
	AM				
	PM				
	PM				
Friday	AM				
	AM				
	PM				
	PM				
Saturday	AM				
	AM				
	PM				
	PM				
Sunday	AM				
	AM				
	PM				
	PM				

Month:_____

Week:_____   Weight:_____

DAY	TIME	BLOOD PRESSURE		HEART RATE (Pulse)	NOTES
		Systolic (Upper#)	Diastolic (Lower#)		
Monday __/__/__	AM				
	AM				
	PM				
	PM				
Tuesday __/__/__	AM				
	AM				
	PM				
	PM				
Wednesday __/__/__	AM				
	AM				
	PM				
	PM				
Thursday __/__/__	AM				
	AM				
	PM				
	PM				
Friday __/__/__	AM				
	AM				
	PM				
	PM				
Saturday __/__/__	AM				
	AM				
	PM				
	PM				
Sunday __/__/__	AM				
	AM				
	PM				
	PM				

Month:_____   Weight:_____

Week:_____

DAY	TIME	BLOOD PRESSURE		HEART RATE (Pulse)	NOTES
		Systolic (Upper#)	Diastolic (Lower#)		
Monday / /	AM				
	AM				
	PM				
	PM				
Tuesday / /	AM				
	AM				
	PM				
	PM				
Wednesday / /	AM				
	AM				
	PM				
	PM				
Thursday / /	AM				
	AM				
	PM				
	PM				
Friday / /	AM				
	AM				
	PM				
	PM				
Saturday / /	AM				
	AM				
	PM				
	PM				
Sunday / /	AM				
	AM				
	PM				
	PM				

Month:_____

Week:_____

Weight:_____

DAY	TIME	BLOOD PRESSURE		HEART RATE (Pulse)	NOTES
		Systolic (Upper#)	Diastolic (Lower#)		
Monday __/__/__	AM				
	AM				
	PM				
	PM				
Tuesday __/__/__	AM				
	AM				
	PM				
	PM				
Wednesday __/__/__	AM				
	AM				
	PM				
	PM				
Thursday __/__/__	AM				
	AM				
	PM				
	PM				
Friday __/__/__	AM				
	AM				
	PM				
	PM				
Saturday __/__/__	AM				
	AM				
	PM				
	PM				
Sunday __/__/__	AM				
	AM				
	PM				
	PM				

Month:_____

Week:_____

Weight:_____

DAY	TIME	BLOOD PRESSURE		HEART RATE (Pulse)	NOTES
		Systolic (Upper#)	Diastolic (Lower#)		
Monday __/__/__	AM				
	AM				
	PM				
	PM				
Tuesday __/__/__	AM				
	AM				
	PM				
	PM				
Wednesday __/__/__	AM				
	AM				
	PM				
	PM				
Thursday __/__/__	AM				
	AM				
	PM				
	PM				
Friday __/__/__	AM				
	AM				
	PM				
	PM				
Saturday __/__/__	AM				
	AM				
	PM				
	PM				
Sunday __/__/__	AM				
	AM				
	PM				
	PM				

Month:_____

Week:_____

Weight:_____

DAY	TIME	BLOOD PRESSURE		HEART RATE (Pulse)	NOTES
		Systolic (Upper#)	Diastolic (Lower#)		
Monday / /	AM				
	AM				
	PM				
	PM				
Tuesday / /	AM				
	AM				
	PM				
	PM				
Wednesday / /	AM				
	AM				
	PM				
	PM				
Thursday / /	AM				
	AM				
	PM				
	PM				
Friday / /	AM				
	AM				
	PM				
	PM				
Saturday / /	AM				
	AM				
	PM				
	PM				
Sunday / /	AM				
	AM				
	PM				
	PM				

Month:_____

Week:_____

Weight:_____

DAY	TIME	BLOOD PRESSURE		HEART RATE (Pulse)	NOTES
		Systolic (Upper#)	Diastolic (Lower#)		
Monday / / /	AM				
	AM				
	PM				
	PM				
Tuesday / / /	AM				
	AM				
	PM				
	PM				
Wednesday / / /	AM				
	AM				
	PM				
	PM				
Thursday / / /	AM				
	AM				
	PM				
	PM				
Friday / / /	AM				
	AM				
	PM				
	PM				
Saturday / / /	AM				
	AM				
	PM				
	PM				
Sunday / / /	AM				
	AM				
	PM				
	PM				

Month:_____   Weight:_____

Week:_____

DAY	TIME	BLOOD PRESSURE		HEART RATE (Pulse)	NOTES
		Systolic (Upper#)	Diastolic (Lower#)		
Monday / /	AM				
	AM				
	PM				
	PM				
Tuesday / /	AM				
	AM				
	PM				
	PM				
Wednesday / /	AM				
	AM				
	PM				
	PM				
Thursday / /	AM				
	AM				
	PM				
	PM				
Friday / /	AM				
	AM				
	PM				
	PM				
Saturday / /	AM				
	AM				
	PM				
	PM				
Sunday / /	AM				
	AM				
	PM				
	PM				

Month:_____   Weight:_____

Week:_____

DAY	TIME	BLOOD PRESSURE		HEART RATE (Pulse)	NOTES
		Systolic (Upper#)	Diastolic (Lower#)		
Monday	AM				
	AM				
	PM				
	PM				
Tuesday	AM				
	AM				
	PM				
	PM				
Wednesday	AM				
	AM				
	PM				
	PM				
Thursday	AM				
	AM				
	PM				
	PM				
Friday	AM				
	AM				
	PM				
	PM				
Saturday	AM				
	AM				
	PM				
	PM				
Sunday	AM				
	AM				
	PM				
	PM				

Month:_____

Week:_____

Weight:_____

DAY	TIME	BLOOD PRESSURE		HEART RATE (Pulse)	NOTES
		Systolic (Upper#)	Diastolic (Lower#)		
Monday / / / /	AM				
	AM				
	PM				
	PM				
Tuesday / / / /	AM				
	AM				
	PM				
	PM				
Wednesday / / / /	AM				
	AM				
	PM				
	PM				
Thursday / / / /	AM				
	AM				
	PM				
	PM				
Friday / / / /	AM				
	AM				
	PM				
	PM				
Saturday / / / /	AM				
	AM				
	PM				
	PM				
Sunday / / / /	AM				
	AM				
	PM				
	PM				

Month:_____

Week:_____

Weight:_____

DAY	TIME	BLOOD PRESSURE		HEART RATE (Pulse)	NOTES
		Systolic (Upper#)	Diastolic (Lower#)		
Monday	AM				
	AM				
	PM				
	PM				
Tuesday	AM				
	AM				
	PM				
	PM				
Wednesday	AM				
	AM				
	PM				
	PM				
Thursday	AM				
	AM				
	PM				
	PM				
Friday	AM				
	AM				
	PM				
	PM				
Saturday	AM				
	AM				
	PM				
	PM				
Sunday	AM				
	AM				
	PM				
	PM				

Month:_____

Week:_____

Weight:_____

DAY	TIME	BLOOD PRESSURE		HEART RATE (Pulse)	NOTES
		Systolic (Upper#)	Diastolic (Lower#)		
Monday /_/_ /_/_	AM				
	AM				
	PM				
	PM				
Tuesday /_/_ /_/_	AM				
	AM				
	PM				
	PM				
Wednesday /_/_ /_/_	AM				
	AM				
	PM				
	PM				
Thursday /_/_ /_/_	AM				
	AM				
	PM				
	PM				
Friday /_/_ /_/_	AM				
	AM				
	PM				
	PM				
Saturday /_/_ /_/_	AM				
	AM				
	PM				
	PM				
Sunday /_/_ /_/_	AM				
	AM				
	PM				
	PM				

Month:_____   Weight:_____

Week:_____

DAY	TIME	BLOOD PRESSURE		HEART RATE (Pulse)	NOTES
		Systolic (Upper#)	Diastolic (Lower#)		
Monday /	AM				
	AM				
	PM				
	PM				
Tuesday /	AM				
	AM				
	PM				
	PM				
Wednesday /	AM				
	AM				
	PM				
	PM				
Thursday /	AM				
	AM				
	PM				
	PM				
Friday /	AM				
	AM				
	PM				
	PM				
Saturday /	AM				
	AM				
	PM				
	PM				
Sunday /	AM				
	AM				
	PM				
	PM				

Month:_____   Weight:_____

Week:_____

DAY	TIME	BLOOD PRESSURE		HEART RATE (Pulse)	NOTES
		Systolic (Upper#)	Diastolic (Lower#)		
Monday / / /	AM				
	AM				
	PM				
	PM				
Tuesday / / /	AM				
	AM				
	PM				
	PM				
Wednesday / / /	AM				
	AM				
	PM				
	PM				
Thursday / / /	AM				
	AM				
	PM				
	PM				
Friday / / /	AM				
	AM				
	PM				
	PM				
Saturday / / /	AM				
	AM				
	PM				
	PM				
Sunday / / /	AM				
	AM				
	PM				
	PM				

Month:_____   Weight:_____

Week:_____

DAY	TIME	BLOOD PRESSURE		HEART RATE (Pulse)	NOTES
		Systolic (Upper#)	Diastolic (Lower#)		
Monday	AM				
	AM				
	PM				
	PM				
Tuesday	AM				
	AM				
	PM				
	PM				
Wednesday	AM				
	AM				
	PM				
	PM				
Thursday	AM				
	AM				
	PM				
	PM				
Friday	AM				
	AM				
	PM				
	PM				
Saturday	AM				
	AM				
	PM				
	PM				
Sunday	AM				
	AM				
	PM				
	PM				

Month:_____   Weight:_____

Week:_____

DAY	TIME	BLOOD PRESSURE		HEART RATE (Pulse)	NOTES
		Systolic (Upper#)	Diastolic (Lower#)		
Monday __/__/__	AM				
	AM				
	PM				
	PM				
Tuesday __/__/__	AM				
	AM				
	PM				
	PM				
Wednesday __/__/__	AM				
	AM				
	PM				
	PM				
Thursday __/__/__	AM				
	AM				
	PM				
	PM				
Friday __/__/__	AM				
	AM				
	PM				
	PM				
Saturday __/__/__	AM				
	AM				
	PM				
	PM				
Sunday __/__/__	AM				
	AM				
	PM				
	PM				

Month:_____   Weight:_____

Week:_____

DAY	TIME	BLOOD PRESSURE		HEART RATE (Pulse)	NOTES
		Systolic (Upper#)	Diastolic (Lower#)		
Monday / / /	AM				
	AM				
	PM				
	PM				
Tuesday / / /	AM				
	AM				
	PM				
	PM				
Wednesday / / /	AM				
	AM				
	PM				
	PM				
Thursday / / /	AM				
	AM				
	PM				
	PM				
Friday / / /	AM				
	AM				
	PM				
	PM				
Saturday / / /	AM				
	AM				
	PM				
	PM				
Sunday / / /	AM				
	AM				
	PM				
	PM				

Month:_____

Week:_____

Weight:_____

DAY	TIME	BLOOD PRESSURE		HEART RATE (Pulse)	NOTES
		Systolic (Upper#)	Diastolic (Lower#)		
Monday __/__/__	AM				
	AM				
	PM				
	PM				
Tuesday __/__/__	AM				
	AM				
	PM				
	PM				
Wednesday __/__/__	AM				
	AM				
	PM				
	PM				
Thursday __/__/__	AM				
	AM				
	PM				
	PM				
Friday __/__/__	AM				
	AM				
	PM				
	PM				
Saturday __/__/__	AM				
	AM				
	PM				
	PM				
Sunday __/__/__	AM				
	AM				
	PM				
	PM				

Month:_____   Weight:_____

Week:_____

DAY	TIME	BLOOD PRESSURE		HEART RATE (Pulse)	NOTES
		Systolic (Upper#)	Diastolic (Lower#)		
Monday	AM				
	AM				
	PM				
	PM				
Tuesday	AM				
	AM				
	PM				
	PM				
Wednesday	AM				
	AM				
	PM				
	PM				
Thursday	AM				
	AM				
	PM				
	PM				
Friday	AM				
	AM				
	PM				
	PM				
Saturday	AM				
	AM				
	PM				
	PM				
Sunday	AM				
	AM				
	PM				
	PM				

Month:_____   Weight:_____

Week:_____

DAY	TIME	BLOOD PRESSURE		HEART RATE (Pulse)	NOTES
		Systolic (Upper#)	Diastolic (Lower#)		
Monday / / /	AM				
	AM				
	PM				
	PM				
Tuesday / / /	AM				
	AM				
	PM				
	PM				
Wednesday / / /	AM				
	AM				
	PM				
	PM				
Thursday / / /	AM				
	AM				
	PM				
	PM				
Friday / / /	AM				
	AM				
	PM				
	PM				
Saturday / / /	AM				
	AM				
	PM				
	PM				
Sunday / / /	AM				
	AM				
	PM				
	PM				

Month:_____   Weight:_____

Week:_____

DAY	TIME	BLOOD PRESSURE		HEART RATE (Pulse)	NOTES
		Systolic (Upper#)	Diastolic (Lower#)		
Monday / / /	AM				
	AM				
	PM				
	PM				
Tuesday / / /	AM				
	AM				
	PM				
	PM				
Wednesday / / /	AM				
	AM				
	PM				
	PM				
Thursday / / /	AM				
	AM				
	PM				
	PM				
Friday / / /	AM				
	AM				
	PM				
	PM				
Saturday / / /	AM				
	AM				
	PM				
	PM				
Sunday / / /	AM				
	AM				
	PM				
	PM				

Month:_____   Weight:_____

Week:_____

DAY	TIME	BLOOD PRESSURE		HEART RATE (Pulse)	NOTES
		Systolic (Upper#)	Diastolic (Lower#)		
Monday / / / /	AM				
	AM				
	PM				
	PM				
Tuesday / / / /	AM				
	AM				
	PM				
	PM				
Wednesday / / / /	AM				
	AM				
	PM				
	PM				
Thursday / / / /	AM				
	AM				
	PM				
	PM				
Friday / / / /	AM				
	AM				
	PM				
	PM				
Saturday / / / /	AM				
	AM				
	PM				
	PM				
Sunday / / / /	AM				
	AM				
	PM				
	PM				

Month:_____   Weight:_____

Week:_____

DAY	TIME	BLOOD PRESSURE		HEART RATE (Pulse)	NOTES
		Systolic (Upper#)	Diastolic (Lower#)		
Monday __/__/__	AM				
	AM				
	PM				
	PM				
Tuesday __/__/__	AM				
	AM				
	PM				
	PM				
Wednesday __/__/__	AM				
	AM				
	PM				
	PM				
Thursday __/__/__	AM				
	AM				
	PM				
	PM				
Friday __/__/__	AM				
	AM				
	PM				
	PM				
Saturday __/__/__	AM				
	AM				
	PM				
	PM				
Sunday __/__/__	AM				
	AM				
	PM				
	PM				

Month:_____   Weight:_____

Week:_____

DAY	TIME	BLOOD PRESSURE		HEART RATE (Pulse)	NOTES
		Systolic (Upper#)	Diastolic (Lower#)		
Monday / /	AM				
	AM				
	PM				
	PM				
Tuesday / /	AM				
	AM				
	PM				
	PM				
Wednesday / /	AM				
	AM				
	PM				
	PM				
Thursday / /	AM				
	AM				
	PM				
	PM				
Friday / /	AM				
	AM				
	PM				
	PM				
Saturday / /	AM				
	AM				
	PM				
	PM				
Sunday / /	AM				
	AM				
	PM				
	PM				

Month:_____   Weight:_____

Week:_____

DAY	TIME	BLOOD PRESSURE		HEART RATE (Pulse)	NOTES
		Systolic (Upper#)	Diastolic (Lower#)		
Monday / / /	AM				
	AM				
	PM				
	PM				
Tuesday / / /	AM				
	AM				
	PM				
	PM				
Wednesday / / /	AM				
	AM				
	PM				
	PM				
Thursday / / /	AM				
	AM				
	PM				
	PM				
Friday / / /	AM				
	AM				
	PM				
	PM				
Saturday / / /	AM				
	AM				
	PM				
	PM				
Sunday / / /	AM				
	AM				
	PM				
	PM				

Month:_____ Weight:_____

Week:_____

DAY	TIME	BLOOD PRESSURE		HEART RATE (Pulse)	NOTES
		Systolic (Upper#)	Diastolic (Lower#)		
Monday / / / /	AM				
	AM				
	PM				
	PM				
Tuesday / / / /	AM				
	AM				
	PM				
	PM				
Wednesday / / / /	AM				
	AM				
	PM				
	PM				
Thursday / / / /	AM				
	AM				
	PM				
	PM				
Friday / / / /	AM				
	AM				
	PM				
	PM				
Saturday / / / /	AM				
	AM				
	PM				
	PM				
Sunday / / / /	AM				
	AM				
	PM				
	PM				

Month:_____   Weight:_____

Week:_____

DAY	TIME	BLOOD PRESSURE		HEART RATE (Pulse)	NOTES
		Systolic (Upper#)	Diastolic (Lower#)		
Monday / / /	AM				
	AM				
	PM				
	PM				
Tuesday / / /	AM				
	AM				
	PM				
	PM				
Wednesday / / /	AM				
	AM				
	PM				
	PM				
Thursday / / /	AM				
	AM				
	PM				
	PM				
Friday / / /	AM				
	AM				
	PM				
	PM				
Saturday / / /	AM				
	AM				
	PM				
	PM				
Sunday / / /	AM				
	AM				
	PM				
	PM				

Month:_____

Week:_____

Weight:_____

DAY	TIME	BLOOD PRESSURE		HEART RATE (Pulse)	NOTES
		Systolic (Upper#)	Diastolic (Lower#)		
Monday __/__ __/__	AM				
	AM				
	PM				
	PM				
Tuesday __/__ __/__	AM				
	AM				
	PM				
	PM				
Wednesday __/__ __/__	AM				
	AM				
	PM				
	PM				
Thursday __/__ __/__	AM				
	AM				
	PM				
	PM				
Friday __/__ __/__	AM				
	AM				
	PM				
	PM				
Saturday __/__ __/__	AM				
	AM				
	PM				
	PM				
Sunday __/__ __/__	AM				
	AM				
	PM				
	PM				

Month:_____

Week:_____

Weight:_____

DAY		TIME	BLOOD PRESSURE		HEART RATE (Pulse)	NOTES
			Systolic (Upper#)	Diastolic (Lower#)		
Monday	/ / /	AM				
		AM				
		PM				
		PM				
Tuesday	/ / /	AM				
		AM				
		PM				
		PM				
Wednesday	/ / /	AM				
		AM				
		PM				
		PM				
Thursday	/ / /	AM				
		AM				
		PM				
		PM				
Friday	/ / /	AM				
		AM				
		PM				
		PM				
Saturday	/ / /	AM				
		AM				
		PM				
		PM				
Sunday	/ / /	AM				
		AM				
		PM				
		PM				

Month:_____   Weight:_____

Week:_____

DAY	TIME	BLOOD PRESSURE		HEART RATE (Pulse)	NOTES
		Systolic (Upper#)	Diastolic (Lower#)		
Monday _/_/_	AM				
	AM				
	PM				
	PM				
Tuesday _/_/_	AM				
	AM				
	PM				
	PM				
Wednesday _/_/_	AM				
	AM				
	PM				
	PM				
Thursday _/_/_	AM				
	AM				
	PM				
	PM				
Friday _/_/_	AM				
	AM				
	PM				
	PM				
Saturday _/_/_	AM				
	AM				
	PM				
	PM				
Sunday _/_/_	AM				
	AM				
	PM				
	PM				

Month:_____   Weight:_____

Week:_____

DAY	TIME	BLOOD PRESSURE		HEART RATE (Pulse)	NOTES
		Systolic (Upper#)	Diastolic (Lower#)		
Monday / /	AM				
	AM				
	PM				
	PM				
Tuesday / /	AM				
	AM				
	PM				
	PM				
Wednesday / /	AM				
	AM				
	PM				
	PM				
Thursday / /	AM				
	AM				
	PM				
	PM				
Friday / /	AM				
	AM				
	PM				
	PM				
Saturday / /	AM				
	AM				
	PM				
	PM				
Sunday / /	AM				
	AM				
	PM				
	PM				

Month:_____

Week:_____

Weight:_____

DAY	TIME	BLOOD PRESSURE		HEART RATE (Pulse)	NOTES
		Systolic (Upper#)	Diastolic (Lower#)		
Monday __/__/__	AM				
	AM				
	PM				
	PM				
Tuesday __/__/__	AM				
	AM				
	PM				
	PM				
Wednesday __/__/__	AM				
	AM				
	PM				
	PM				
Thursday __/__/__	AM				
	AM				
	PM				
	PM				
Friday __/__/__	AM				
	AM				
	PM				
	PM				
Saturday __/__/__	AM				
	AM				
	PM				
	PM				
Sunday __/__/__	AM				
	AM				
	PM				
	PM				

Month:_____   Weight:_____

Week:_____

DAY	TIME	BLOOD PRESSURE		HEART RATE (Pulse)	NOTES
		Systolic (Upper#)	Diastolic (Lower#)		
Monday / / /	AM				
	AM				
	PM				
	PM				
Tuesday / / /	AM				
	AM				
	PM				
	PM				
Wednesday / / /	AM				
	AM				
	PM				
	PM				
Thursday / / /	AM				
	AM				
	PM				
	PM				
Friday / / /	AM				
	AM				
	PM				
	PM				
Saturday / / /	AM				
	AM				
	PM				
	PM				
Sunday / / /	AM				
	AM				
	PM				
	PM				

Month:_____   Weight:_____

Week:_____

DAY	TIME	BLOOD PRESSURE		HEART RATE (Pulse)	NOTES
		Systolic (Upper#)	Diastolic (Lower#)		
Monday __ / __ / __	AM				
	AM				
	PM				
	PM				
Tuesday __ / __ / __	AM				
	AM				
	PM				
	PM				
Wednesday __ / __ / __	AM				
	AM				
	PM				
	PM				
Thursday __ / __ / __	AM				
	AM				
	PM				
	PM				
Friday __ / __ / __	AM				
	AM				
	PM				
	PM				
Saturday __ / __ / __	AM				
	AM				
	PM				
	PM				
Sunday __ / __ / __	AM				
	AM				
	PM				
	PM				

Month:_____

Week:_____

Weight:_____

DAY	TIME	BLOOD PRESSURE		HEART RATE (Pulse)	NOTES
		Systolic (Upper#)	Diastolic (Lower#)		
Monday / / /	AM				
	AM				
	PM				
	PM				
Tuesday / /	AM				
	AM				
	PM				
	PM				
Wednesday /	AM				
	AM				
	PM				
	PM				
Thursday / /	AM				
	AM				
	PM				
	PM				
Friday / /	AM				
	AM				
	PM				
	PM				
Saturday / /	AM				
	AM				
	PM				
	PM				
Sunday / /	AM				
	AM				
	PM				
	PM				

Month:_____   Weight:_____

Week:_____

DAY	TIME	BLOOD PRESSURE		HEART RATE (Pulse)	NOTES
		Systolic (Upper#)	Diastolic (Lower#)		
Monday / /	AM				
	AM				
	PM				
	PM				
Tuesday / /	AM				
	AM				
	PM				
	PM				
Wednesday / /	AM				
	AM				
	PM				
	PM				
Thursday / /	AM				
	AM				
	PM				
	PM				
Friday / /	AM				
	AM				
	PM				
	PM				
Saturday / /	AM				
	AM				
	PM				
	PM				
Sunday / /	AM				
	AM				
	PM				
	PM				

Month:_____   Weight:_____

Week:_____

DAY	TIME	BLOOD PRESSURE		HEART RATE (Pulse)	NOTES
		Systolic (Upper#)	Diastolic (Lower#)		
Monday / / /	AM				
	AM				
	PM				
	PM				
Tuesday / / /	AM				
	AM				
	PM				
	PM				
Wednesday / / /	AM				
	AM				
	PM				
	PM				
Thursday / / /	AM				
	AM				
	PM				
	PM				
Friday / / /	AM				
	AM				
	PM				
	PM				
Saturday / / /	AM				
	AM				
	PM				
	PM				
Sunday / / /	AM				
	AM				
	PM				
	PM				

Month:_____

Week:_____

Weight:_____

DAY	TIME	BLOOD PRESSURE		HEART RATE (Pulse)	NOTES
		Systolic (Upper#)	Diastolic (Lower#)		
Monday __/__ /__	AM				
	AM				
	PM				
	PM				
Tuesday __/__ /__	AM				
	AM				
	PM				
	PM				
Wednesday __/__ /__	AM				
	AM				
	PM				
	PM				
Thursday __/__ /__	AM				
	AM				
	PM				
	PM				
Friday __/__ /__	AM				
	AM				
	PM				
	PM				
Saturday __/__ /__	AM				
	AM				
	PM				
	PM				
Sunday __/__ /__	AM				
	AM				
	PM				
	PM				

Month:_____   Weight:_____

Week:_____

DAY	TIME	BLOOD PRESSURE		HEART RATE (Pulse)	NOTES
		Systolic (Upper#)	Diastolic (Lower#)		
Monday / /	AM				
	AM				
	PM				
	PM				
Tuesday / /	AM				
	AM				
	PM				
	PM				
Wednesday / /	AM				
	AM				
	PM				
	PM				
Thursday / /	AM				
	AM				
	PM				
	PM				
Friday / /	AM				
	AM				
	PM				
	PM				
Saturday / /	AM				
	AM				
	PM				
	PM				
Sunday / /	AM				
	AM				
	PM				
	PM				

Month:_____

Week:_____

Weight:_____

DAY	TIME	BLOOD PRESSURE		HEART RATE (Pulse)	NOTES
		Systolic (Upper#)	Diastolic (Lower#)		
Monday /_/_/_	AM				
	AM				
	PM				
	PM				
Tuesday /_/_/_	AM				
	AM				
	PM				
	PM				
Wednesday /_/_/_	AM				
	AM				
	PM				
	PM				
Thursday /_/_/_	AM				
	AM				
	PM				
	PM				
Friday /_/_/_	AM				
	AM				
	PM				
	PM				
Saturday /_/_/_	AM				
	AM				
	PM				
	PM				
Sunday /_/_/_	AM				
	AM				
	PM				
	PM				

Month:_____   Weight:_____

Week:_____

DAY		TIME	BLOOD PRESSURE		HEART RATE (Pulse)	NOTES
			Systolic (Upper#)	Diastolic (Lower#)		
Monday	/ / /	AM				
		AM				
		PM				
		PM				
Tuesday	/ / /	AM				
		AM				
		PM				
		PM				
Wednesday	/ / /	AM				
		AM				
		PM				
		PM				
Thursday	/ / /	AM				
		AM				
		PM				
		PM				
Friday	/ / /	AM				
		AM				
		PM				
		PM				
Saturday	/ / /	AM				
		AM				
		PM				
		PM				
Sunday	/ / /	AM				
		AM				
		PM				
		PM				

Month:_____

Week:_____   Weight:_____

DAY	TIME	BLOOD PRESSURE		HEART RATE (Pulse)	NOTES
		Systolic (Upper#)	Diastolic (Lower#)		
Monday __/__/__	AM				
	AM				
	PM				
	PM				
Tuesday __/__/__	AM				
	AM				
	PM				
	PM				
Wednesday __/__/__	AM				
	AM				
	PM				
	PM				
Thursday __/__/__	AM				
	AM				
	PM				
	PM				
Friday __/__/__	AM				
	AM				
	PM				
	PM				
Saturday __/__/__	AM				
	AM				
	PM				
	PM				
Sunday __/__/__	AM				
	AM				
	PM				
	PM				

Month:_____   Weight:_____

Week:_____

DAY	TIME	BLOOD PRESSURE		HEART RATE (Pulse)	NOTES
		Systolic (Upper#)	Diastolic (Lower#)		
Monday __/__/__	AM				
	AM				
	PM				
	PM				
Tuesday __/__/__	AM				
	AM				
	PM				
	PM				
Wednesday __/__/__	AM				
	AM				
	PM				
	PM				
Thursday __/__/__	AM				
	AM				
	PM				
	PM				
Friday __/__/__	AM				
	AM				
	PM				
	PM				
Saturday __/__/__	AM				
	AM				
	PM				
	PM				
Sunday __/__/__	AM				
	AM				
	PM				
	PM				

Month:_____

Week:_____   Weight:_____

DAY	TIME	BLOOD PRESSURE		HEART RATE (Pulse)	NOTES
		Systolic (Upper#)	Diastolic (Lower#)		
Monday / / / /	AM				
	AM				
	PM				
	PM				
Tuesday / / / /	AM				
	AM				
	PM				
	PM				
Wednesday / / / /	AM				
	AM				
	PM				
	PM				
Thursday / / / /	AM				
	AM				
	PM				
	PM				
Friday / / / /	AM				
	AM				
	PM				
	PM				
Saturday / / / /	AM				
	AM				
	PM				
	PM				
Sunday / / / /	AM				
	AM				
	PM				
	PM				

Month:_____   Weight:_____

Week:_____

DAY	TIME	BLOOD PRESSURE		HEART RATE (Pulse)	NOTES
		Systolic (Upper#)	Diastolic (Lower#)		
Monday __/__/__	AM				
	AM				
	PM				
	PM				
Tuesday __/__/__	AM				
	AM				
	PM				
	PM				
Wednesday __/__/__	AM				
	AM				
	PM				
	PM				
Thursday __/__/__	AM				
	AM				
	PM				
	PM				
Friday __/__/__	AM				
	AM				
	PM				
	PM				
Saturday __/__/__	AM				
	AM				
	PM				
	PM				
Sunday __/__/__	AM				
	AM				
	PM				
	PM				

Month:_____

Week:_____

Weight:_____

DAY	TIME	BLOOD PRESSURE		HEART RATE (Pulse)	NOTES
		Systolic (Upper#)	Diastolic (Lower#)		
Monday __/__/__	AM				
	AM				
	PM				
	PM				
Tuesday __/__/__	AM				
	AM				
	PM				
	PM				
Wednesday __/__/__	AM				
	AM				
	PM				
	PM				
Thursday __/__/__	AM				
	AM				
	PM				
	PM				
Friday __/__/__	AM				
	AM				
	PM				
	PM				
Saturday __/__/__	AM				
	AM				
	PM				
	PM				
Sunday __/__/__	AM				
	AM				
	PM				
	PM				

Month:_____ Weight:_____

Week:_____

DAY		TIME	BLOOD PRESSURE		HEART RATE (Pulse)	NOTES
			Systolic (Upper#)	Diastolic (Lower#)		
Monday	/ / /	AM				
		AM				
		PM				
		PM				
Tuesday	/ / /	AM				
		AM				
		PM				
		PM				
Wednesday	/ / /	AM				
		AM				
		PM				
		PM				
Thursday	/ / /	AM				
		AM				
		PM				
		PM				
Friday	/ / /	AM				
		AM				
		PM				
		PM				
Saturday	/ / /	AM				
		AM				
		PM				
		PM				
Sunday	/ / /	AM				
		AM				
		PM				
		PM				

Month:_____

Week:_____   Weight:_____

DAY	TIME	BLOOD PRESSURE		HEART RATE (Pulse)	NOTES
		Systolic (Upper#)	Diastolic (Lower#)		
Monday __/__/__	AM				
	AM				
	PM				
	PM				
Tuesday __/__/__	AM				
	AM				
	PM				
	PM				
Wednesday __/__/__	AM				
	AM				
	PM				
	PM				
Thursday __/__/__	AM				
	AM				
	PM				
	PM				
Friday __/__/__	AM				
	AM				
	PM				
	PM				
Saturday __/__/__	AM				
	AM				
	PM				
	PM				
Sunday __/__/__	AM				
	AM				
	PM				
	PM				

Month:_____   Weight:_____

Week:_____

DAY	TIME	BLOOD PRESSURE		HEART RATE (Pulse)	NOTES
		Systolic (Upper#)	Diastolic (Lower#)		
Monday	AM				
	AM				
	PM				
	PM				
Tuesday	AM				
	AM				
	PM				
	PM				
Wednesday	AM				
	AM				
	PM				
	PM				
Thursday	AM				
	AM				
	PM				
	PM				
Friday	AM				
	AM				
	PM				
	PM				
Saturday	AM				
	AM				
	PM				
	PM				
Sunday	AM				
	AM				
	PM				
	PM				

Month:_____   Weight:_____

Week:_____

DAY	TIME	BLOOD PRESSURE		HEART RATE (Pulse)	NOTES
		Systolic (Upper#)	Diastolic (Lower#)		
Monday / / / /	AM				
	AM				
	PM				
	PM				
Tuesday / / / /	AM				
	AM				
	PM				
	PM				
Wednesday / / / /	AM				
	AM				
	PM				
	PM				
Thursday / / / /	AM				
	AM				
	PM				
	PM				
Friday / / / /	AM				
	AM				
	PM				
	PM				
Saturday / / / /	AM				
	AM				
	PM				
	PM				
Sunday / / / /	AM				
	AM				
	PM				
	PM				

Month:_____   Weight:_____

Week:_____

DAY	TIME	BLOOD PRESSURE		HEART RATE (Pulse)	NOTES
		Systolic (Upper#)	Diastolic (Lower#)		
Monday	AM				
	AM				
	PM				
	PM				
Tuesday	AM				
	AM				
	PM				
	PM				
Wednesday	AM				
	AM				
	PM				
	PM				
Thursday	AM				
	AM				
	PM				
	PM				
Friday	AM				
	AM				
	PM				
	PM				
Saturday	AM				
	AM				
	PM				
	PM				
Sunday	AM				
	AM				
	PM				
	PM				

Month:_____

Week:_____

Weight:_____

DAY	TIME	BLOOD PRESSURE		HEART RATE (Pulse)	NOTES
		Systolic (Upper#)	Diastolic (Lower#)		
Monday __/__/__	AM				
	AM				
	PM				
	PM				
Tuesday __/__/__	AM				
	AM				
	PM				
	PM				
Wednesday __/__/__	AM				
	AM				
	PM				
	PM				
Thursday __/__/__	AM				
	AM				
	PM				
	PM				
Friday __/__/__	AM				
	AM				
	PM				
	PM				
Saturday __/__/__	AM				
	AM				
	PM				
	PM				
Sunday __/__/__	AM				
	AM				
	PM				
	PM				

Month: _____

Week: _____

Weight: _____

DAY	TIME	BLOOD PRESSURE		HEART RATE (Pulse)	NOTES
		Systolic (Upper#)	Diastolic (Lower#)		
Monday __ / __ / __	AM				
	AM				
	PM				
	PM				
Tuesday __ / __ / __	AM				
	AM				
	PM				
	PM				
Wednesday __ / __ / __	AM				
	AM				
	PM				
	PM				
Thursday __ / __ / __	AM				
	AM				
	PM				
	PM				
Friday __ / __ / __	AM				
	AM				
	PM				
	PM				
Saturday __ / __ / __	AM				
	AM				
	PM				
	PM				
Sunday __ / __ / __	AM				
	AM				
	PM				
	PM				

Month:_____

Week:_____

Weight:_____

DAY	TIME	BLOOD PRESSURE		HEART RATE (Pulse)	NOTES
		Systolic (Upper#)	Diastolic (Lower#)		
Monday __/__/__	AM				
	AM				
	PM				
	PM				
Tuesday __/__/__	AM				
	AM				
	PM				
	PM				
Wednesday __/__/__	AM				
	AM				
	PM				
	PM				
Thursday __/__/__	AM				
	AM				
	PM				
	PM				
Friday __/__/__	AM				
	AM				
	PM				
	PM				
Saturday __/__/__	AM				
	AM				
	PM				
	PM				
Sunday __/__/__	AM				
	AM				
	PM				
	PM				

Month:_____   Weight:_____

Week:_____

DAY	TIME	BLOOD PRESSURE		HEART RATE (Pulse)	NOTES
		Systolic (Upper#)	Diastolic (Lower#)		
Monday	AM				
	AM				
	PM				
	PM				
Tuesday	AM				
	AM				
	PM				
	PM				
Wednesday	AM				
	AM				
	PM				
	PM				
Thursday	AM				
	AM				
	PM				
	PM				
Friday	AM				
	AM				
	PM				
	PM				
Saturday	AM				
	AM				
	PM				
	PM				
Sunday	AM				
	AM				
	PM				
	PM				

Month:_____

Week:_____

Weight:_____

DAY	TIME	BLOOD PRESSURE		HEART RATE (Pulse)	NOTES
		Systolic (Upper#)	Diastolic (Lower#)		
Monday / / / /	AM				
	AM				
	PM				
	PM				
Tuesday / / / /	AM				
	AM				
	PM				
	PM				
Wednesday / / / /	AM				
	AM				
	PM				
	PM				
Thursday / / / /	AM				
	AM				
	PM				
	PM				
Friday / / / /	AM				
	AM				
	PM				
	PM				
Saturday / / / /	AM				
	AM				
	PM				
	PM				
Sunday / / / /	AM				
	AM				
	PM				
	PM				

Month:_____

Week:_____

Weight:_____

DAY	TIME	BLOOD PRESSURE		HEART RATE (Pulse)	NOTES
		Systolic (Upper#)	Diastolic (Lower#)		
Monday __/__ __/__	AM				
	AM				
	PM				
	PM				
Tuesday __/__ __/__	AM				
	AM				
	PM				
	PM				
Wednesday __/__ __/__	AM				
	AM				
	PM				
	PM				
Thursday __/__ __/__	AM				
	AM				
	PM				
	PM				
Friday __/__ __/__	AM				
	AM				
	PM				
	PM				
Saturday __/__ __/__	AM				
	AM				
	PM				
	PM				
Sunday __/__ __/__	AM				
	AM				
	PM				
	PM				

Month:_____   Weight:_____

Week:_____

DAY	TIME	BLOOD PRESSURE		HEART RATE (Pulse)	NOTES
		Systolic (Upper#)	Diastolic (Lower#)		
Monday __/__/__	AM				
	AM				
	PM				
	PM				
Tuesday __/__/__	AM				
	AM				
	PM				
	PM				
Wednesday __/__/__	AM				
	AM				
	PM				
	PM				
Thursday __/__/__	AM				
	AM				
	PM				
	PM				
Friday __/__/__	AM				
	AM				
	PM				
	PM				
Saturday __/__/__	AM				
	AM				
	PM				
	PM				
Sunday __/__/__	AM				
	AM				
	PM				
	PM				

Month:_____

Week:_____

Weight:_____

DAY	TIME	BLOOD PRESSURE		HEART RATE (Pulse)	NOTES
		Systolic (Upper#)	Diastolic (Lower#)		
Monday / / /	AM				
	AM				
	PM				
	PM				
Tuesday / / /	AM				
	AM				
	PM				
	PM				
Wednesday / / /	AM				
	AM				
	PM				
	PM				
Thursday / / /	AM				
	AM				
	PM				
	PM				
Friday / / /	AM				
	AM				
	PM				
	PM				
Saturday / / /	AM				
	AM				
	PM				
	PM				
Sunday / / /	AM				
	AM				
	PM				
	PM				

Month:_____

Week:_____

Weight:_____

DAY	TIME	BLOOD PRESSURE		HEART RATE (Pulse)	NOTES
		Systolic (Upper#)	Diastolic (Lower#)		
Monday ___/___/___	AM				
	AM				
	PM				
	PM				
Tuesday ___/___/___	AM				
	AM				
	PM				
	PM				
Wednesday ___/___/___	AM				
	AM				
	PM				
	PM				
Thursday ___/___/___	AM				
	AM				
	PM				
	PM				
Friday ___/___/___	AM				
	AM				
	PM				
	PM				
Saturday ___/___/___	AM				
	AM				
	PM				
	PM				
Sunday ___/___/___	AM				
	AM				
	PM				
	PM				

Month:_____   Weight:_____

Week:_____

DAY	TIME	BLOOD PRESSURE		HEART RATE (Pulse)	NOTES
		Systolic (Upper#)	Diastolic (Lower#)		
Monday __/__/__	AM				
	AM				
	PM				
	PM				
Tuesday __/__/__	AM				
	AM				
	PM				
	PM				
Wednesday __/__/__	AM				
	AM				
	PM				
	PM				
Thursday __/__/__	AM				
	AM				
	PM				
	PM				
Friday __/__/__	AM				
	AM				
	PM				
	PM				
Saturday __/__/__	AM				
	AM				
	PM				
	PM				
Sunday __/__/__	AM				
	AM				
	PM				
	PM				

Month:_____   Weight:_____

Week:_____

DAY	TIME	BLOOD PRESSURE		HEART RATE (Pulse)	NOTES
		Systolic (Upper#)	Diastolic (Lower#)		
Monday / / /	AM				
	AM				
	PM				
	PM				
Tuesday / / /	AM				
	AM				
	PM				
	PM				
Wednesday / / /	AM				
	AM				
	PM				
	PM				
Thursday / / /	AM				
	AM				
	PM				
	PM				
Friday / / /	AM				
	AM				
	PM				
	PM				
Saturday / / /	AM				
	AM				
	PM				
	PM				
Sunday / / /	AM				
	AM				
	PM				
	PM				

Month:_____

Week:_____

Weight:_____

DAY	TIME	BLOOD PRESSURE		HEART RATE (Pulse)	NOTES
		Systolic (Upper#)	Diastolic (Lower#)		
Monday __/__/__	AM				
	AM				
	PM				
	PM				
Tuesday __/__/__	AM				
	AM				
	PM				
	PM				
Wednesday __/__/__	AM				
	AM				
	PM				
	PM				
Thursday __/__/__	AM				
	AM				
	PM				
	PM				
Friday __/__/__	AM				
	AM				
	PM				
	PM				
Saturday __/__/__	AM				
	AM				
	PM				
	PM				
Sunday __/__/__	AM				
	AM				
	PM				
	PM				

Month:_____   Weight:_____

Week:_____

DAY	TIME	BLOOD PRESSURE		HEART RATE (Pulse)	NOTES
		Systolic (Upper#)	Diastolic (Lower#)		
Monday _/_/_	AM				
	AM				
	PM				
	PM				
Tuesday _/_/_	AM				
	AM				
	PM				
	PM				
Wednesday _/_/_	AM				
	AM				
	PM				
	PM				
Thursday _/_/_	AM				
	AM				
	PM				
	PM				
Friday _/_/_	AM				
	AM				
	PM				
	PM				
Saturday _/_/_	AM				
	AM				
	PM				
	PM				
Sunday _/_/_	AM				
	AM				
	PM				
	PM				

Month:_____   Weight:_____

Week:_____

DAY		TIME	BLOOD PRESSURE		HEART RATE (Pulse)	NOTES
			Systolic (Upper#)	Diastolic (Lower#)		
Monday	_ / _ / _	AM				
		AM				
		PM				
		PM				
Tuesday	_ / _ / _	AM				
		AM				
		PM				
		PM				
Wednesday	_ / _ / _	AM				
		AM				
		PM				
		PM				
Thursday	_ / _ / _	AM				
		AM				
		PM				
		PM				
Friday	_ / _ / _	AM				
		AM				
		PM				
		PM				
Saturday	_ / _ / _	AM				
		AM				
		PM				
		PM				
Sunday	_ / _ / _	AM				
		AM				
		PM				
		PM				

Month:_____

Week:_____

Weight:_____

DAY	TIME	BLOOD PRESSURE		HEART RATE (Pulse)	NOTES
		Systolic (Upper#)	Diastolic (Lower#)		
Monday __/__/__	AM				
	AM				
	PM				
	PM				
Tuesday __/__/__	AM				
	AM				
	PM				
	PM				
Wednesday __/__/__	AM				
	AM				
	PM				
	PM				
Thursday __/__/__	AM				
	AM				
	PM				
	PM				
Friday __/__/__	AM				
	AM				
	PM				
	PM				
Saturday __/__/__	AM				
	AM				
	PM				
	PM				
Sunday __/__/__	AM				
	AM				
	PM				
	PM				

Month:_____

Week:_____

Weight:_____

DAY	TIME	BLOOD PRESSURE		HEART RATE (Pulse)	NOTES
		Systolic (Upper#)	Diastolic (Lower#)		
Monday / / /	AM				
	AM				
	PM				
	PM				
Tuesday / / /	AM				
	AM				
	PM				
	PM				
Wednesday / / /	AM				
	AM				
	PM				
	PM				
Thursday / / /	AM				
	AM				
	PM				
	PM				
Friday / / /	AM				
	AM				
	PM				
	PM				
Saturday / / /	AM				
	AM				
	PM				
	PM				
Sunday / / /	AM				
	AM				
	PM				
	PM				

Month: _____

Week: _____

Weight: _____

DAY	TIME	BLOOD PRESSURE		HEART RATE (Pulse)	NOTES
		Systolic (Upper#)	Diastolic (Lower#)		
Monday / / /	AM				
	AM				
	PM				
	PM				
Tuesday / / /	AM				
	AM				
	PM				
	PM				
Wednesday / / /	AM				
	AM				
	PM				
	PM				
Thursday / / /	AM				
	AM				
	PM				
	PM				
Friday / / /	AM				
	AM				
	PM				
	PM				
Saturday / / /	AM				
	AM				
	PM				
	PM				
Sunday / / /	AM				
	AM				
	PM				
	PM				

Month:_____

Week:_____

Weight:_____

DAY	TIME	BLOOD PRESSURE		HEART RATE (Pulse)	NOTES
		Systolic (Upper#)	Diastolic (Lower#)		
Monday __/__ __/__	AM				
	AM				
	PM				
	PM				
Tuesday __/__ __/__	AM				
	AM				
	PM				
	PM				
Wednesday __/__ __/__	AM				
	AM				
	PM				
	PM				
Thursday __/__ __/__	AM				
	AM				
	PM				
	PM				
Friday __/__ __/__	AM				
	AM				
	PM				
	PM				
Saturday __/__ __/__	AM				
	AM				
	PM				
	PM				
Sunday __/__ __/__	AM				
	AM				
	PM				
	PM				

Month:_____

Week:_____

Weight:_____

DAY	TIME	BLOOD PRESSURE		HEART RATE (Pulse)	NOTES
		Systolic (Upper#)	Diastolic (Lower#)		
Monday / _ / _ _ / _	AM				
	AM				
	PM				
	PM				
Tuesday / _ / _ _ / _	AM				
	AM				
	PM				
	PM				
Wednesday / _ / _ _ / _	AM				
	AM				
	PM				
	PM				
Thursday / _ / _ _ / _	AM				
	AM				
	PM				
	PM				
Friday / _ / _ _ / _	AM				
	AM				
	PM				
	PM				
Saturday / _ / _ _ / _	AM				
	AM				
	PM				
	PM				
Sunday / _ / _ _ / _	AM				
	AM				
	PM				
	PM				

Month:_____

Week:_____

Weight:_____

DAY	TIME	BLOOD PRESSURE		HEART RATE (Pulse)	NOTES
		Systolic (Upper#)	Diastolic (Lower#)		
Monday __/__/__	AM				
	AM				
	PM				
	PM				
Tuesday __/__/__	AM				
	AM				
	PM				
	PM				
Wednesday __/__/__	AM				
	AM				
	PM				
	PM				
Thursday __/__/__	AM				
	AM				
	PM				
	PM				
Friday __/__/__	AM				
	AM				
	PM				
	PM				
Saturday __/__/__	AM				
	AM				
	PM				
	PM				
Sunday __/__/__	AM				
	AM				
	PM				
	PM				

Month:_____   Weight:_____

Week:_____

| DAY | TIME | BLOOD PRESSURE | | HEART RATE (Pulse) | NOTES |
		Systolic (Upper#)	Diastolic (Lower#)		
Monday / / /	AM				
	AM				
	PM				
	PM				
Tuesday / / /	AM				
	AM				
	PM				
	PM				
Wednesday / / /	AM				
	AM				
	PM				
	PM				
Thursday / / /	AM				
	AM				
	PM				
	PM				
Friday / / /	AM				
	AM				
	PM				
	PM				
Saturday / / /	AM				
	AM				
	PM				
	PM				
Sunday / / /	AM				
	AM				
	PM				
	PM				

Month:_____   Weight:_____

Week:_____

DAY	TIME	BLOOD PRESSURE		HEART RATE (Pulse)	NOTES
		Systolic (Upper#)	Diastolic (Lower#)		
Monday __/__/__	AM				
	AM				
	PM				
	PM				
Tuesday __/__/__	AM				
	AM				
	PM				
	PM				
Wednesday __/__/__	AM				
	AM				
	PM				
	PM				
Thursday __/__/__	AM				
	AM				
	PM				
	PM				
Friday __/__/__	AM				
	AM				
	PM				
	PM				
Saturday __/__/__	AM				
	AM				
	PM				
	PM				
Sunday __/__/__	AM				
	AM				
	PM				
	PM				

Month:_____

Week:_____

Weight:_____

DAY		TIME	BLOOD PRESSURE		HEART RATE (Pulse)	NOTES
			Systolic (Upper#)	Diastolic (Lower#)		
Monday	_/_/_	AM				
		AM				
		PM				
		PM				
Tuesday	_/_/_	AM				
		AM				
		PM				
		PM				
Wednesday	_/_/_	AM				
		AM				
		PM				
		PM				
Thursday	_/_/_	AM				
		AM				
		PM				
		PM				
Friday	_/_/_	AM				
		AM				
		PM				
		PM				
Saturday	_/_/_	AM				
		AM				
		PM				
		PM				
Sunday	_/_/_	AM				
		AM				
		PM				
		PM				

Month:_____

Week:_____

Weight:_____

DAY	TIME	BLOOD PRESSURE		HEART RATE (Pulse)	NOTES
		Systolic (Upper#)	Diastolic (Lower#)		
Monday __/__/__	AM				
	AM				
	PM				
	PM				
Tuesday __/__/__	AM				
	AM				
	PM				
	PM				
Wednesday __/__/__	AM				
	AM				
	PM				
	PM				
Thursday __/__/__	AM				
	AM				
	PM				
	PM				
Friday __/__/__	AM				
	AM				
	PM				
	PM				
Saturday __/__/__	AM				
	AM				
	PM				
	PM				
Sunday __/__/__	AM				
	AM				
	PM				
	PM				

Month:_____

Week:_____

Weight:_____

DAY	TIME	BLOOD PRESSURE		HEART RATE (Pulse)	NOTES
		Systolic (Upper#)	Diastolic (Lower#)		
Monday / /	AM				
	AM				
	PM				
	PM				
Tuesday / /	AM				
	AM				
	PM				
	PM				
Wednesday / /	AM				
	AM				
	PM				
	PM				
Thursday / /	AM				
	AM				
	PM				
	PM				
Friday / /	AM				
	AM				
	PM				
	PM				
Saturday / /	AM				
	AM				
	PM				
	PM				
Sunday / /	AM				
	AM				
	PM				
	PM				

Month:_____

Week:_____

Weight:_____

DAY	TIME	BLOOD PRESSURE		HEART RATE (Pulse)	NOTES
		Systolic (Upper#)	Diastolic (Lower#)		
Monday / /	AM				
	AM				
	PM				
	PM				
Tuesday / /	AM				
	AM				
	PM				
	PM				
Wednesday / /	AM				
	AM				
	PM				
	PM				
Thursday / /	AM				
	AM				
	PM				
	PM				
Friday / /	AM				
	AM				
	PM				
	PM				
Saturday / /	AM				
	AM				
	PM				
	PM				
Sunday / /	AM				
	AM				
	PM				
	PM				

Month:_____

Week:_____

Weight:_____

DAY	TIME	BLOOD PRESSURE		HEART RATE (Pulse)	NOTES
		Systolic (Upper#)	Diastolic (Lower#)		
Monday __ / __ / __	AM				
	AM				
	PM				
	PM				
Tuesday __ / __ / __	AM				
	AM				
	PM				
	PM				
Wednesday __ / __ / __	AM				
	AM				
	PM				
	PM				
Thursday __ / __ / __	AM				
	AM				
	PM				
	PM				
Friday __ / __ / __	AM				
	AM				
	PM				
	PM				
Saturday __ / __ / __	AM				
	AM				
	PM				
	PM				
Sunday __ / __ / __	AM				
	AM				
	PM				
	PM				

Month:_____   Weight:_____

Week:_____

DAY	TIME	BLOOD PRESSURE		HEART RATE (Pulse)	NOTES
		Systolic (Upper#)	Diastolic (Lower#)		
Monday / / / /	AM				
	AM				
	PM				
	PM				
Tuesday / / / /	AM				
	AM				
	PM				
	PM				
Wednesday / / / /	AM				
	AM				
	PM				
	PM				
Thursday / / / /	AM				
	AM				
	PM				
	PM				
Friday / / / /	AM				
	AM				
	PM				
	PM				
Saturday / / / /	AM				
	AM				
	PM				
	PM				
Sunday / / / /	AM				
	AM				
	PM				
	PM				

Month:_____

Week:_____

Weight:_____

DAY		TIME	BLOOD PRESSURE		HEART RATE (Pulse)	NOTES
			Systolic (Upper#)	Diastolic (Lower#)		
Monday	_/_/_	AM				
		AM				
		PM				
		PM				
Tuesday	_/_/_	AM				
		AM				
		PM				
		PM				
Wednesday	_/_/_	AM				
		AM				
		PM				
		PM				
Thursday	_/_/_	AM				
		AM				
		PM				
		PM				
Friday	_/_/_	AM				
		AM				
		PM				
		PM				
Saturday	_/_/_	AM				
		AM				
		PM				
		PM				
Sunday	_/_/_	AM				
		AM				
		PM				
		PM				

Month:_____

Week:_____

Weight:_____

DAY	TIME	BLOOD PRESSURE		HEART RATE (Pulse)	NOTES
		Systolic (Upper#)	Diastolic (Lower#)		
Monday / /	AM				
	AM				
	PM				
	PM				
Tuesday / /	AM				
	AM				
	PM				
	PM				
Wednesday / /	AM				
	AM				
	PM				
	PM				
Thursday / /	AM				
	AM				
	PM				
	PM				
Friday / /	AM				
	AM				
	PM				
	PM				
Saturday / /	AM				
	AM				
	PM				
	PM				
Sunday / /	AM				
	AM				
	PM				
	PM				

Month:_____

Week:_____

Weight:_____

DAY	TIME	BLOOD PRESSURE		HEART RATE (Pulse)	NOTES
		Systolic (Upper#)	Diastolic (Lower#)		
Monday / / / / /	AM				
	AM				
	PM				
	PM				
Tuesday / / / / /	AM				
	AM				
	PM				
	PM				
Wednesday / / / / /	AM				
	AM				
	PM				
	PM				
Thursday / / / / /	AM				
	AM				
	PM				
	PM				
Friday / / / / /	AM				
	AM				
	PM				
	PM				
Saturday / / / / /	AM				
	AM				
	PM				
	PM				
Sunday / / / / /	AM				
	AM				
	PM				
	PM				

Month:_____

Week:_____

Weight:_____

DAY	TIME	BLOOD PRESSURE		HEART RATE (Pulse)	NOTES
		Systolic (Upper#)	Diastolic (Lower#)		
Monday __/__/__	AM				
	AM				
	PM				
	PM				
Tuesday __/__/__	AM				
	AM				
	PM				
	PM				
Wednesday __/__/__	AM				
	AM				
	PM				
	PM				
Thursday __/__/__	AM				
	AM				
	PM				
	PM				
Friday __/__/__	AM				
	AM				
	PM				
	PM				
Saturday __/__/__	AM				
	AM				
	PM				
	PM				
Sunday __/__/__	AM				
	AM				
	PM				
	PM				

Month: _____

Week: _____

Weight: _____

DAY		TIME	BLOOD PRESSURE		HEART RATE (Pulse)	NOTES
			Systolic (Upper#)	Diastolic (Lower#)		
Monday	/ / / /	AM				
		AM				
		PM				
		PM				
Tuesday	/ / / /	AM				
		AM				
		PM				
		PM				
Wednesday	/ / / /	AM				
		AM				
		PM				
		PM				
Thursday	/ / / /	AM				
		AM				
		PM				
		PM				
Friday	/ / / /	AM				
		AM				
		PM				
		PM				
Saturday	/ / / /	AM				
		AM				
		PM				
		PM				
Sunday	/ / / /	AM				
		AM				
		PM				
		PM				

Month:_____   Weight:_____

Week:_____

DAY	TIME	BLOOD PRESSURE		HEART RATE (Pulse)	NOTES
		Systolic (Upper#)	Diastolic (Lower#)		
Monday / /	AM				
	AM				
	PM				
	PM				
Tuesday / /	AM				
	AM				
	PM				
	PM				
Wednesday / /	AM				
	AM				
	PM				
	PM				
Thursday / /	AM				
	AM				
	PM				
	PM				
Friday / /	AM				
	AM				
	PM				
	PM				
Saturday / /	AM				
	AM				
	PM				
	PM				
Sunday / /	AM				
	AM				
	PM				
	PM				

Month:_____

Week:_____

Weight:_____

DAY		TIME	BLOOD PRESSURE		HEART RATE (Pulse)	NOTES
			Systolic (Upper#)	Diastolic (Lower#)		
Monday	_/_/_	AM				
		AM				
		PM				
		PM				
Tuesday	_/_/_	AM				
		AM				
		PM				
		PM				
Wednesday	_/_/_	AM				
		AM				
		PM				
		PM				
Thursday	_/_/_	AM				
		AM				
		PM				
		PM				
Friday	_/_/_	AM				
		AM				
		PM				
		PM				
Saturday	_/_/_	AM				
		AM				
		PM				
		PM				
Sunday	_/_/_	AM				
		AM				
		PM				
		PM				

Month:_____

Week:_____

Weight:_____

| DAY | TIME | BLOOD PRESSURE | | HEART RATE (Pulse) | NOTES |
		Systolic (Upper#)	Diastolic (Lower#)		
Monday /_/_	AM				
	AM				
	PM				
	PM				
Tuesday /_/_	AM				
	AM				
	PM				
	PM				
Wednesday /_/_	AM				
	AM				
	PM				
	PM				
Thursday /_/_	AM				
	AM				
	PM				
	PM				
Friday /_/_	AM				
	AM				
	PM				
	PM				
Saturday /_/_	AM				
	AM				
	PM				
	PM				
Sunday /_/_	AM				
	AM				
	PM				
	PM				

Notes

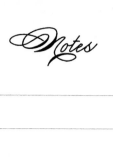

Notes

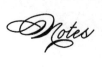

Notes

Printed in Great Britain
by Amazon

45029341R00066